TRAITEMENT DES FRACTURES
DES MAXILLAIRES

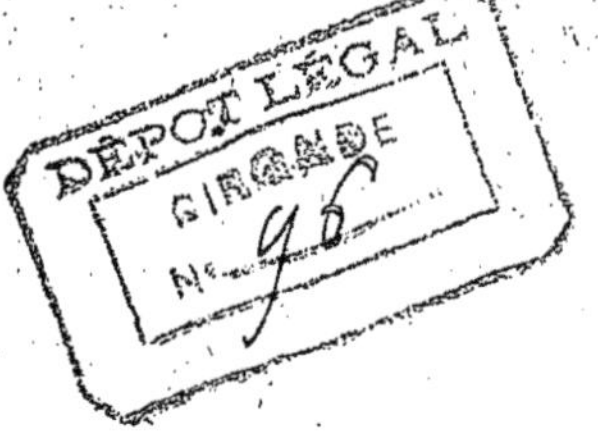

MÉTHODE DES DEUX TEMPS

DE

ROGER DUCHANGE

(Dr D. D. S. & CH. D. D. F. M. P.)

Communication au Congrès Dentaire Inter-Alliés.

10 Novembre 1916.

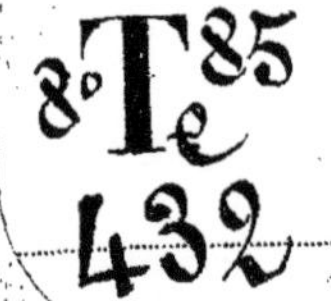

TRAITEMENT DES FRACTURES DES MAXILLAIRES

MÉTHODE DES DEUX TEMPS

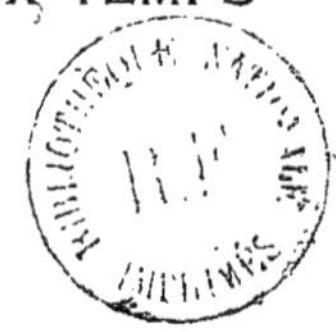

DE

ROGER DUCHANGE

(Dr D. D. S. & CH. D. D. F. M. P.)

Communication au Congrès Dentaire Inter-Alliés.
10 Novembre 1916.

A Monsieur Justin GODART

Sous-Secrétaire d'Etat au Service de Santé

en témoignage de reconnaissance

pour le haut intérêt qu'il porta aux Chirurgiens-Dentistes

de l'Armée

TRAITEMENT DES FRACTURES

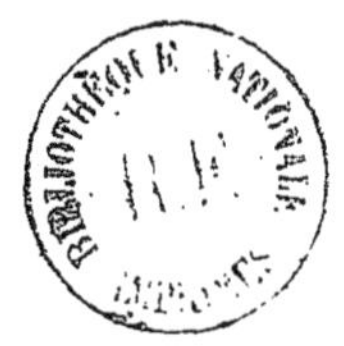

DES MAXILLAIRES

I. — Intervention d'urgence. Arc.

II. — Fractures des arcades maxillaires. Méthode des deux temps.

Premier temps : Redressement des fragments.

Deuxième temps : Consolidation.

III. — Fractures des branches montantes.

Premier temps seul : Ficelage bouche fermée.

IV. — Fractures avec grandes pertes de substance et pseudarthroses.

Deuxième temps seul : Bridges de contention.

Nécessité d'une Méthode nouvelle de Traitement

La guerre, avec tous ses hasards, nous a fait voir des fractures de maxillaires très inattendues qui ne ressemblent que peu aux blessures du temps de paix. Nous arrivons aisément maintenant à diagnostiquer l'origine d'une fracture des maxillaires, car un traumatisme simple (chute, coup de pied de cheval, etc.), occasionne des fractures dont les fragments sont à peine déviés de leur position initiale, les lésions par armes à feu, au contraire, offrent des blocs en malposition énorme, avec une lésion osseuse parfois très importante.

Au début de la campagne actuelle, la science prothétique maxillo-faciale, conforme aux nouveaux cas, fut une vaste improvisation. En dépit des résultats généraux obtenus, il subsista parmi les blessés un déchet de 20 °/₀ pour lesquels les guérisons furent imparfaites, faute de mise au point des moyens de traitement.

Ces blessures inattendues et compliquées nous obligèrent à imaginer de nouvelles combinaisons d'appareils : il s'ensuivit une période de tâtonnements qui s'achève. Toutes les ingéniosités s'y exercèrent, mais le malheur fut que l'on s'attacha à résoudre des cas particuliers sans chercher à établir une ligne directrice de traitement prothétique : *il manquait un principe.*

M. le professeur Cavalié a théoriquement dit qu'une fracture doit être traitée en trois temps :

1° Orientation des fragments ;

2° Consolidation ;

3° Orientation de l'arcade.

Enfin, pose d'un appareil masticateur, qui ne compte pas dans le traitement proprement dit, mais qui, cependant, fait de sa méthode la méthode des quatre temps.

Je suis au regret de discuter les idées d'un maître, mais le résultat pratique des travaux effectués fut en contradiction avec les théories, et je ramenai la méthode des trois temps (plus la pose d'appareil prothétique) à la méthode d'un temps (plus la pose d'appareil prothétique).

La méthode pratique des deux temps remplace désormais, au Centre de Stomatologie de Bordeaux, la méthode théorique des quatre temps, cela nous donne des résultats extrêmement plus appréciables et sûrs.

Je puis le prouver en relevant le pourcentage des guérisons actuelles et le comparer avec le pourcentage des guérisons antérieures.

Je puis prouver aussi que cette nouvelle méthode est rationnelle en prenant un exemple courant :

Soit une fracture linéaire double, de l'arc du maxillaire inférieur. Un trait de fracture vertical au niveau de la deuxième prémolaire gauche. Un trait oblique au trou mentonnier droit et le bloc incisif effondré. Déviation en surélévation de la branche montante gauche.

Déviation en linguo-version de la branche montante droite et trusion du bloc incisif affaissé.

Au début de la guerre on aurait fait, pour traiter ce cas :

Premier temps. — Pose de plusieurs appareils métalliques pour abaisser la branche montante gauche, relever la branche montante droite, faire tourner sur soi-même le bloc incisif et coapter les trois portions (gouttières à languettes, à bandes, etc., etc.).

Deuxième temps. — Les fragments redressés seraient maintenus avec une gouttière « ajourée » de contention.

Troisième temps. — Constatant alors (!) qu'il y a une désorientation totale (vraisemblablement dans ce cas vers la gauche) de toute la mandibule inférieure ressoudée et que l'engrènement ne se fait pas du tout, on appliquerait un dernier appareil d'orientation générale, afin de faire varier la mâchoire aux articulations condyliennes (tractions élastiques).

Enfin, et ceci ne compte pas dans les trois temps, comme il manque presque toujours des dents aux fracturés, on placerait un appareil masticatoire en vulcanite ou autre matière.

Le résultat sera souvent bon, mais le blessé aura eu besoin de plus d'un an de soins, quelquefois de deux. Il aura porté une demi-douzaine d'appareils, sans compter les aléas du traitement, et il gardera, en dépit d'un engrènement artificiel, une déviation du bord inférieur de l'angle facial qui lui laissera un visage désaxé au menton.

Je pourrais citer de très nombreux cas traités par cette méthode; je n'en désignerai que quelques-uns :

A... (Albert), 52e d'infanterie, soigné du 3 mars 1915 au 22 avril 1916, a porté quatre appareils de fracture;

Caporal C..., 211e d'infanterie, du 22 février 1915 au 24 février 1916, trois appareils;

C... (Henri), 161e d'infanterie, trois appareils en quatre mois.

C... (Célestin), 68e d'infanterie, trois appareils, du 14 janvier au 14 février de la même année; etc., etc.

Après avoir étudié ce qui s'est fait de plus rationnel et contrôlé par l'expérience la valeur de mes idées propres, je vais exprimer ce qui doit être le principe du traitement prothétique des fractures des arcades maxillaires seules.

Pour l'instant, je n'envisage pas le traitement de toutes les fractures maxillaires, mais 90 °/₀ d'entre elles, c'est-à-dire fractures des arcades avec chevauchements des fragments, et j'en tirerai ma méthode dite des *deux temps*.

Pratiquement, je la synthétise en ceci : le blessé doit avoir en bouche, depuis le champ de bataille jusqu'à sa guérison :

Un appareil d'urgence au poste de secours ;

Un appareil de redressement de blocs à l'hôpital de Stomatologie ;

Un bridge définitif pour le restant de ses jours.

I. — Prothèse d'urgence

Sur le champ de bataille, l'œuvre du dentiste militaire est forcément sommaire et provisoire ; il ne peut qu'ébaucher le traitement de longue haleine qui se fera dans les hôpitaux.

Les soins immédiats de la ligne du front ne devraient pas se réduire à un pansement extérieur, mais il serait bon que l'on s'accoutumât à poser immédiatement un appareil simple qui est presque indispensable, car il facilitera la guérison prompte des lésions buccales.

Après le bandage et lavage de bouche immédiats faits sur le terrain pour étancher l'hémorragie et assainir les plaies, un praticien *averti* doit, au poste de secours, confectionner ce que j'appellerai un *arc*, capable d'être vite posé et pouvant soutenir les parties fracturées.

La facilité, la perfection, l'insensibilité de la réduction des fractures sont en fonction directe de l'urgence de l'intervention.

Un fil de métal ou même de soie pourrait constituer un moyen de ligature. Le mieux sera l'arc de métal, en forme de fer à cheval : une simple barre de maillechort, doré ou non, de deux millimètres d'épaisseur, façonné à la pince et ajusté, selon la fracture, en dedans ou en dehors de l'arcade dentaire.

En dedans, quand il y aura jugo-version des fragments ou peu de déplacement ; en dehors, quand il y aura linguo-trusion des fragments ou grande déviation.

Cette bande simple sera assujettie au moyen de « ligature wire » commercial (medium size) de White.

J'ai imaginé un arc rendu très stable par le fait que des petites barrettes y sont soudées dans le plan horizontal. Semblables à des dents de râteau, épaisses comme des épingles, longues de 1 mm 1/2 à 3 millimètres, ces barrettes sont susceptibles d'être passées dans les lacunes inter-dentaires (fig. 1).

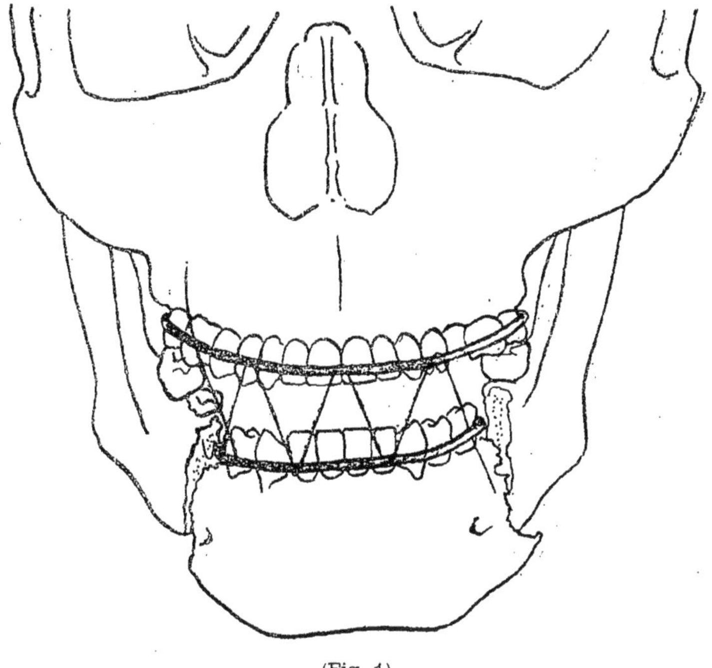

(Fig. 1)

Si c'est un arc interne que l'on veut poser en bouche, les pointes métalliques le hérissent extérieurement ; si c'est un arc externe, les pointes sont intérieures.

Chaque dentiste militaire pourrait ainsi être pourvu d'un grand nombre de ces *arcs d'urgence*, avec pointes déjà soudées, ou qu'il souderait instantanément, si possible. Il y aurait plusieurs jeux d'arcs internes et d'arcs externes. L'un à trois barrettes, l'autre à quatre ou à moins — au besoin.

Ces diverses formes conviennent à tous les cas. Rien n'empêche, en effet, de couper une des pointes, si elle gêne la pose de l'arc ; cependant, une torsion de la barre suffira, presque toujours, à ramener une pointe en face d'un espace inter-dentaire.

Cet arc permettra de soutenir les fragments de maxillaire sans le secours de ligature.

On peut : 1° Associer les deux arcs, interne et externe, en ayant soin de les choisir dans des jeux différents pour que les petites tiges ne se trouvent pas dans un même espace marginal.

2° Dans les cas compliqués où des dents manqueront, y adjoindre une ligature.

3° Dans tous les cas, retourner les extrémités de l'arc et des barrettes en forme de crochet pour donner à l'appareil une stabilité complète. (Voir fig. 1.)

Ces arcs nouveaux ont d'énormes avantages.

Outre qu'ils rendent toutes les dents solidaires les unes des autres, ils permettent de les ligaturer extrêmement vite, et avec moins de douleurs pour le patient. De plus, ils soutiennent si bien les fragments que nous les employons souvent comme appareils de contention fixes. Les ligatures se feront au gré du praticien.

Il faut se servir de la pince d'Angle. Le plus simple est de passer un fil autour d'une dent à son collet, d'embrasser avec lui l'arc et de serrer à plusieurs tours. Ou bien on fait un tour, on serre la dent, puis on ficelle l'arc.

L'importance de ce traitement d'urgence est incontestable. Nos ennemis l'ont compris, ainsi qu'en fait foi un grand blessé revenu de captivité, B... (Laurent), 18e d'infanterie. Un dentiste militaire allemand lui fit une ligature du maxillaire brisé, dès le premier poste de secours. Il prenait des points d'appui sur une bague ouverte pourvue de deux tenons filetés, serrés par une vis, elle-même percée longitudinalement de manière à laisser passer un fil d'Angle. Nous n'adopterons pas cette application, qui nécessite la séparation des dents et qui n'est pas parfaitement rétentive.

Les praticiens qui, à l'arrière, soignent les blessés des mâchoires, regrettent que ceux-ci arrivent trop tard sans appareils d'aucune sorte, car les chevauchements sont alors plus grands et plus figés en malposition.

Des tractus fibreux se sont formés et, pour réduire les fractures, on est contraint de recourir à ces appareils spéciaux dont j'ai établi le principe et que j'ai appelés « appareils de mobilisation de blocs ».

L'arc d'urgence ne sert donc qu'à faciliter le traitement rationnel des fractures des arcades.

II. — Fractures des arcades maxillaires

Méthode des deux temps

Le traitement méthodique des fractures des arcs horizontaux mandibulaires commence à l'hôpital de Stomatologie. Dans mon système, il comprend deux temps :

1° Réorientation générale;

2° Consolidation.

Le premier temps est formé des anciens premier et troisième temps, c'est-à-dire orientation des fragments et orientation de la mâchoire.

Le deuxième temps est formé des anciens deuxième et quatrième des temps, c'est-à-dire consolidation et pose d'appareil masticatoire.

Premier temps : Appareil de redressement de blocs

Quand une fracture est récente et que les chevauchements ne sont ni trop importants, ni trop coincés, ni trop douloureux à réduire brusquement et d'un seul coup, on n'a pas lieu de s'ingénier à combiner des appareils de réduction.

On remet les fragments en place et on passe immédiatement à la consolidation par les moyens que j'indiquerai dans la description du deuxième temps.

Mais dans les cas contraires, il faut agir lentement et recourir à des appareils spéciaux « de redressement de blocs ».

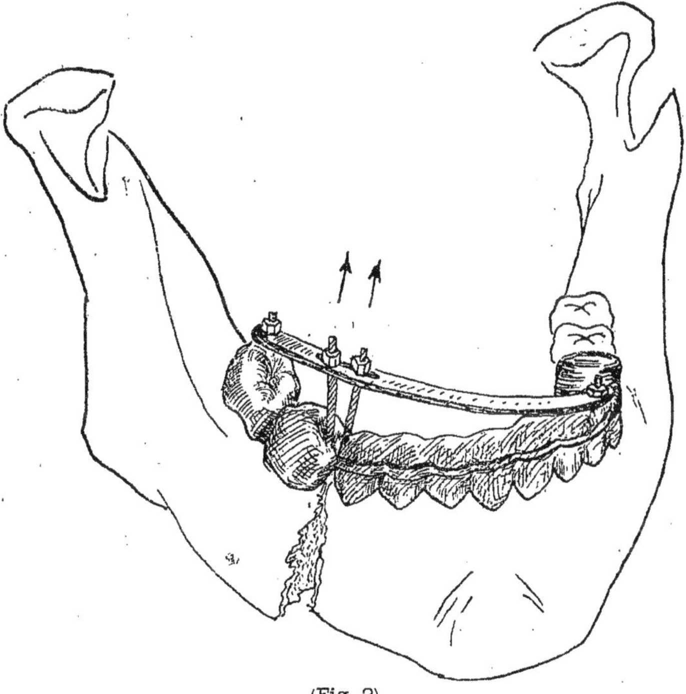

(Fig. 2)

Pour cette « remise en place » générale, il suffit d'un seul type d'appareil prothétique, dont je vais exposer le principe.

Observons une fracture du type étudié : fracture des arcades dentaires. Nous voyons qu'au point de vue géométrique, le plan horizontal des cuspides est un plan brisé, ainsi que le plan vertical hyperbolique de l'arc dentaire.

Il nous faut les rétablir. Voici le but.

En replaçant les fragments en bonne position, nous reproduirons l'arc original dans ses deux plans, et en *rétablissant l'arcade maxillaire,* nous reformerons l'occlusion. L'emboîtement normal des dents du maxillaire opposé est la seule preuve possible de bonne réfection du système masticateur.

Une telle fracture des arcades offre des fragments chevauchants, les uns tirés ou poussés, les autres soulevés ou abaissés. Pour les ramener à leur position normale, il nous faut une base fixe et cependant personnelle à chaque individu, puisque la forme des arcades varie avec chacun.

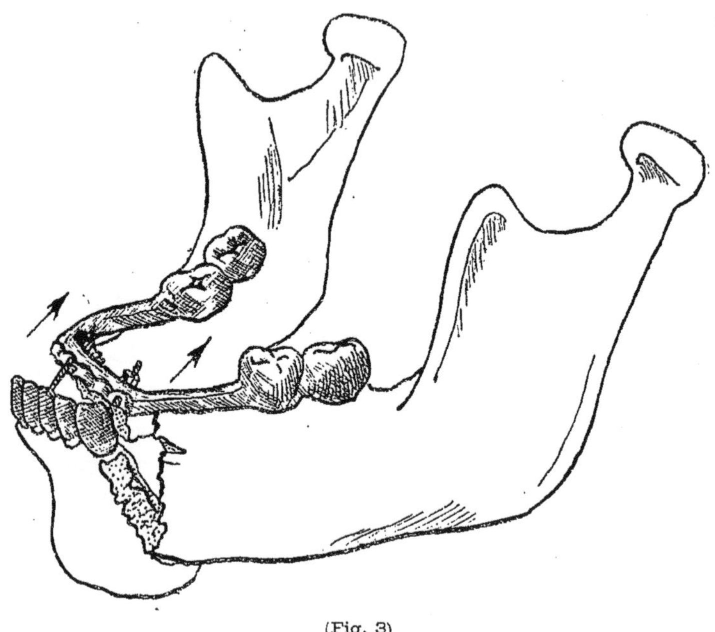

(Fig. 3)

Pour une fracture inférieure, le modèle est le maxillaire supérieur ; pour une fracture supérieure, le modèle est le maxillaire inférieur.

Cette image de l'arcade avant sa rupture sera alors représentée par un arc de métal, en fer à cheval, fort, plat, rigide, et surtout assez épais et écroui, pour rester indéformable.

En le posant sur la mâchoire, nous verrons très bien que les blocs sont soit en dehors, soit en dedans et que, par contre, certains points restent en bonne position ou à peu près.

Sur ces points encore en position initiale ou sur les points équivalents, j'assujettis fixement mon arc qui va me servir d'appui et de lieu d'application des forces nécessaires pour la mobilisation des points en diversion.

Voilà le principe de redressement des blocs de fracture des arcades maxillaires.

Cet arc est à lui seul le primum movens *de la réduction des chevauchements.*

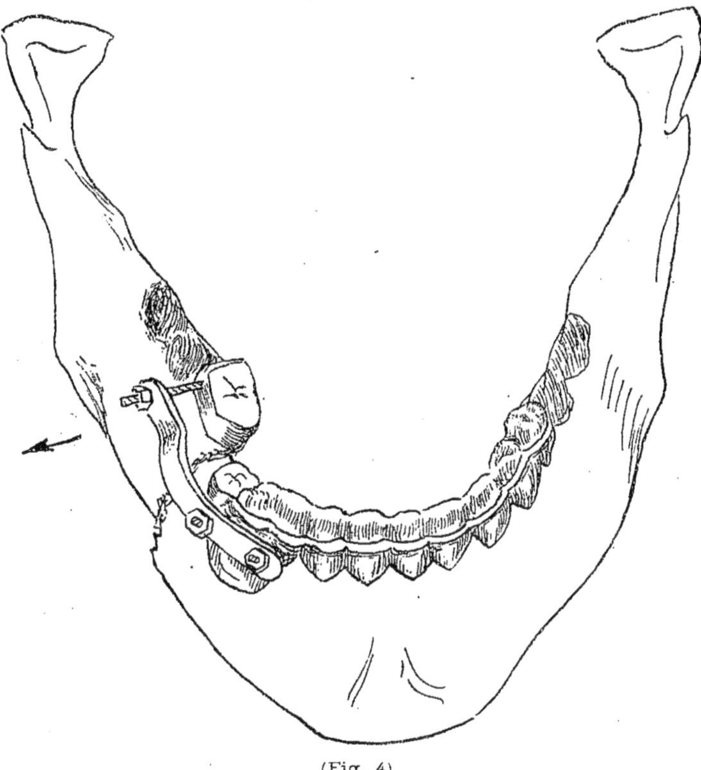

(Fig. 4)

La position de cet arc de soutien et de direction varie. Si les blocs sont affaissés, la bande est placée au-dessus du plan des cuspides (fig. 2); si les blocs sont en antéversion, la bande est devant afin de repousser ces fragments, ou elle est derrière afin de les tirer vers elle (fig. 3). Si les blocs sont en rétroversion, la réciproque est applicable (fig. 4). Si les déviations sont dans plusieurs plans, j'associe les bandes supérieure et latérales (fig. 5), ou encore j'incline la direction des forces actives (fig. 6). Selon l'effet à produire, je choisis la place des tiges filetées qui portent des écrous de traction ou de propulsion.

Cela nous donne des appareils comme ceux que représentent les figures ci-jointes. (Fig. 7, 8, 9.)

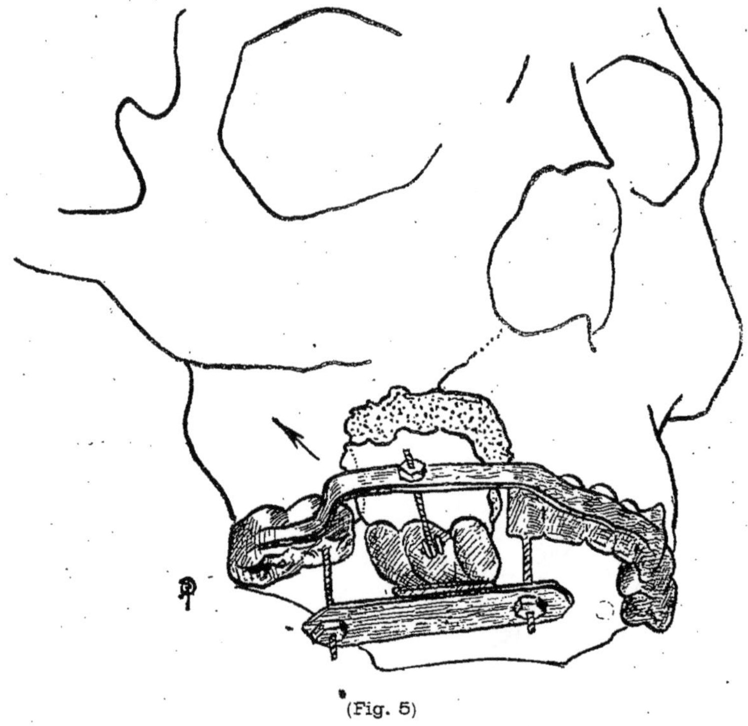

(Fig. 5)

Je fais un demi-tour d'écrou par jour dans le sens voulu : le travail se produit à volonté et d'une manière contrôlable. Le maxillaire se repose entre chaque variation de position, après chaque effort, ce qui facilite l'ossification. La plus grande valeur de ce système est que l'on fait de la mobilisation sous immobilisation.

Le malade supporte bien ces appareils, réduits au minimum de volume. La pose en est aisée à cause de la division de l'appareil en plusieurs parties. Les forces obtenues sont les plus grandes forces que nous puissions trouver, puisqu'il s'agit, en somme, d'un système de leviers. Enfin, nous ne prenons appui que sur le maxillaire brisé. Une fois les mouvements visés obtenus et les fragments mis en coaptation, la contention s'ébauche si l'on prolonge le premier temps en laissant en bouche cet appareil désormais passif.

Voici la description technique de mes appareils de redressement de blocs (*Bulletin de la Réunion Dentaire militaire de Bordeaux*, février 1916).

Ils se composent d'une gouttière emboîtant les dents et de l'arc initial de redressement. La gouttière est en argent ou en maillechort (au 1/3 de la filière française) et estampée.

Toutes les dents sont couvertes, à l'exception de quelques-unes, afin de faciliter l'enlèvement futur de la gouttière qui aura fait son œuvre.

Au besoin, la gouttière est renforcée d'un demi-jonc soudé à la moitié de sa hauteur. Le bord inférieur du métal est festonné au collet des dents et reste mince.

Ceci est important, car, lorsque je mets l'appareil en bouche, je sertis le métal au collet des dents et j'utilise ainsi la forme convexe des dents pour accroître la force rétentive de ma gouttière qui peut dès lors, souvent, être fixée par ce seul moyen mécanique.

Dans le cas d'une mâchoire n'offrant que des dents isolées, je les entoure d'une bague; si les dents sont peu nombreuses, je place entre celles qui se touchent à peine et avant de prendre l'empreinte au plâtre, des plaquettes de métal qui m'indiquent les « séparations » que je puis utiliser pour ajouter de la valeur rétentive à mon appareil.

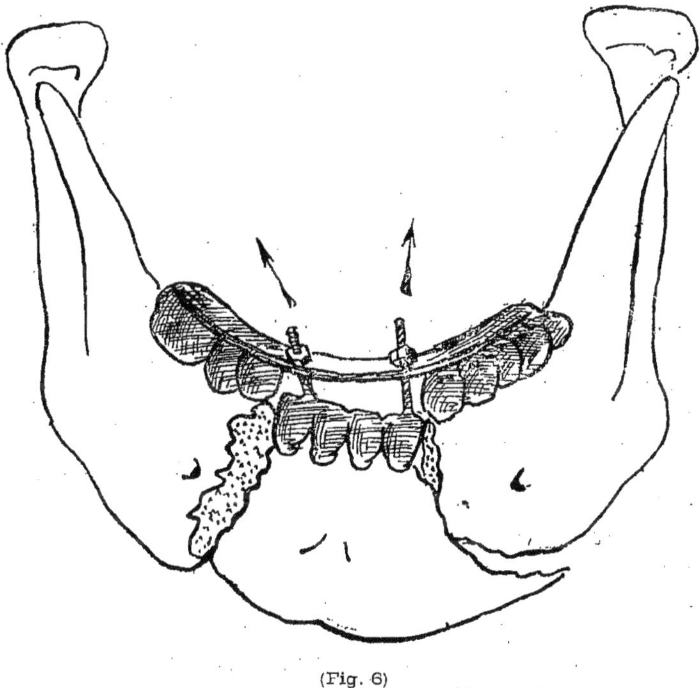

(Fig. 6)

Il faut réprouver absolument la pratique qui consiste à séparer mécaniquement des dents pour pouvoir adjoindre à la gouttière une plaquette de séparation. J'évite ce moyen en procédant ainsi : la gouttière en argent

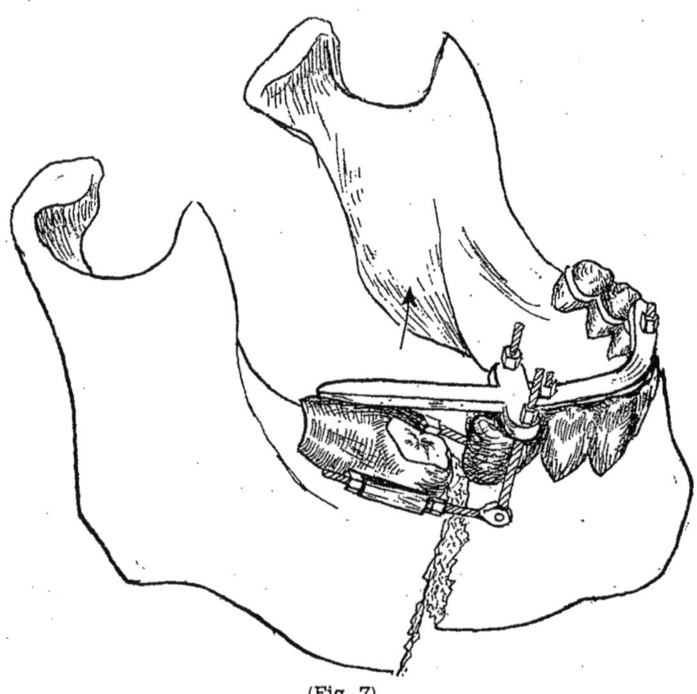

(Fig. 7)

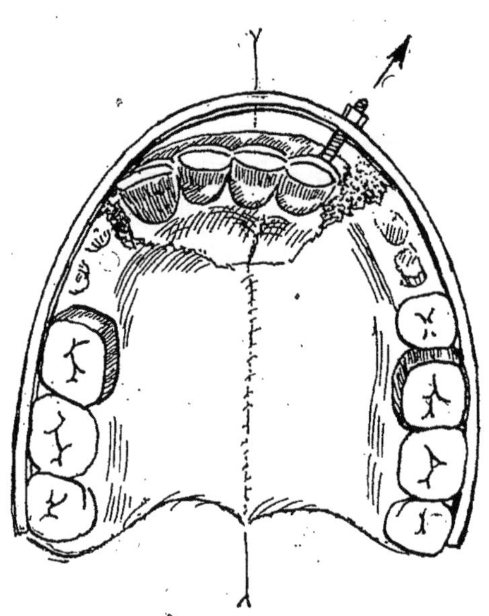

(Fig. 8)

fin, et sans séparation aucune, est mise en bouche. Alors, en trois ou quatre endroits, de préférence entre les prémolaires et les molaires, je passe à travers la gouttière, préalablement percée au niveau des espaces interdentaires, un fil de métal, rigide comme une épingle, que je coupe ensuite et replie sur les faces de la gouttière. J'utilise la difficulté qui naît de la forme des dents et de leur point de contact aux 2/3 supérieurs de leur hauteur.

Selon que l'on veut obtenir tel ou tel mouvement, il faut placer les points d'application de force plus ou moins haut sur le maxillaire.

Dans le cas de trusion d'un fragment, la prise pour point d'appui du niveau de la couronne ou du niveau du collet est insuffisante ; il faut descendre plus bas, vers le centre d'équilibre du fragment déplacé.

Au lieu de gouttières allant jusqu'au fond du vestibule, on place aux seuls endroits où l'on a besoin de points d'appui, des prolongements très forts de métal, des languettes. (Fig. 9.)

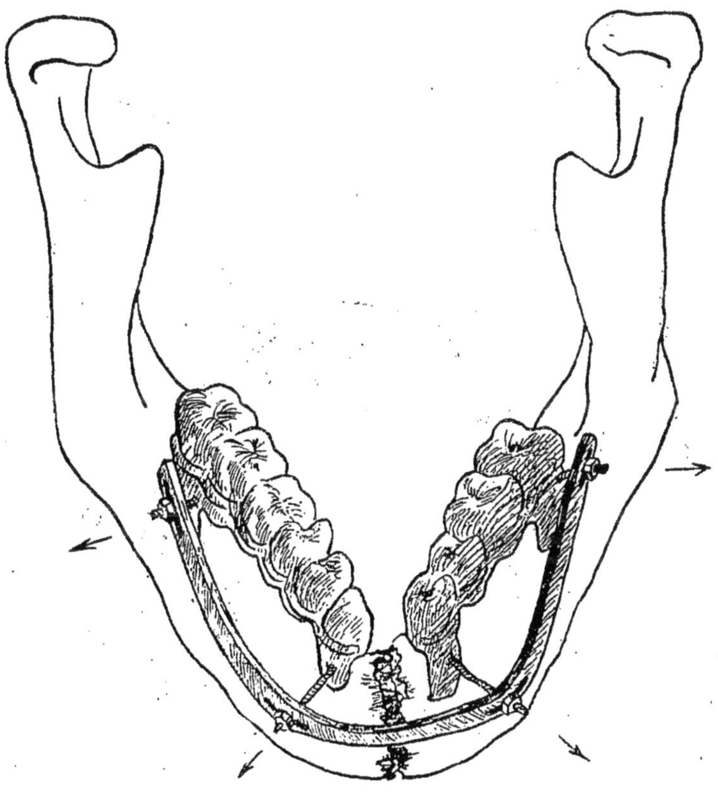

(Fig. 9)

Une simple plaque renforcée a une rigidité assez grande pour ne pas se plier et blesser les gencives en s'y appuyant.

Ces appareils sont fixés aux maxillaires de plusieurs manières que je note pour mémoire :

1° Le scellement au ciment. Indispensable dans les cas où les dents sont branlantes, déchaussées et peu nombreuses, ou, encore, éloignées les unes des autres.

Dans cette façon d'agir, l'infection est favorisée, les descellements intempestifs sont à craindre et le descellement voulu est souvent une douloureuse opération;

2° Les barrettes rigides passées entre les dents, moyen exposé plus haut;

3° Le ficelage en huit.

Ayant placé la gouttière, avec ou sans ciment, on utilise un fil de métal glissé entre les dents, de manière qu'une boucle de huit enserre celles-ci au collet et que l'autre boucle embrasse la gouttière dans le sens vertical. Moyen excellent par la facilité de pose et de déficelage de l'appareil.

Les appareils de redressement de blocs basés sur ce principe nouveau de l'*arc d'appui* me donnèrent d'incontestables résultats là où d'autres appareils conçus sans méthode n'avaient point réussi.

A l'appui des gravures jointes au texte, j'ajouterai les noms de quelques blessés, parmi les plus récents, qui furent ainsi traités avec succès en une à trois semaines au maximum :

V... (Alexandre), 61e d'infanterie;

L... (Jean-Marie), 136e d'infanterie;

B... (Zacharie), 41e d'infanterie;

A... (Damase), 12e d'infanterie;

B... (Jules), 43e colonial;

M... (Marie), 47e d'infanterie;

D .. (Albert), 161e d'infanterie;

L... (Joseph), 25e d'infanterie, etc., etc.; la liste serait trop longue.

Les figures ne représentent évidemment pas *tous* les appareils de redressement de blocs de fractures. On conçoit qu'on peut, et qu'on devra multiplier à l'infini les combinaisons mécaniques qui seront néanmoins toujours basées sur le *même principe*.

Deuxième temps : Bridge de contention

Lorsque tous les fragments sont coaptés en bonne position, il suffit de les laisser se consolider, tenus par l'appareil même qui servit au redressement. Il faut craindre du reste les mouvements secondaires.

On peut attendre l'ossification en les soutenant d'un arc solidement attaché, en remplacement de l'appareil du premier temps.

Le plus simple est de procéder à la confection d'un bridge définitif.

Parfois on a des fractures fraîches où les fragments ne sont pas

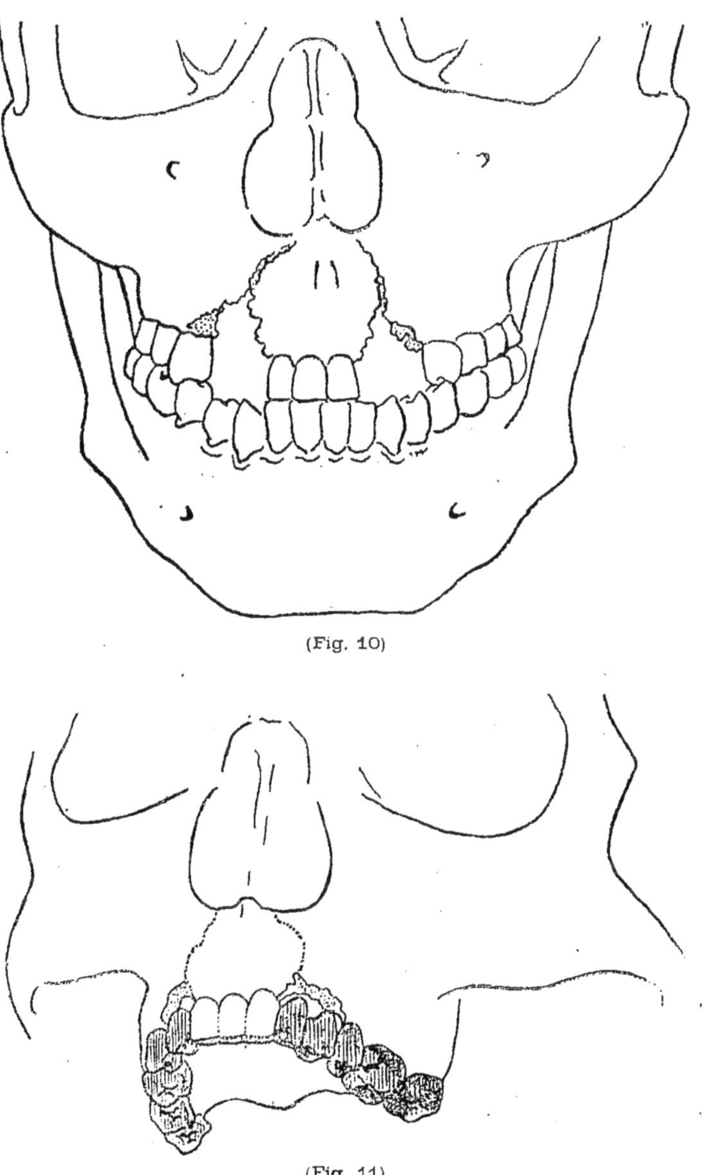

(Fig. 10)

(Fig. 11)

déviés ; on n'a pas alors besoin de procéder au premier temps. La fracture est traitée en quelques jours par exécution du second temps seul.

L... (André), 2e zouaves ;

Be... (Wilhelm), prisonnier (fig. 10 et 11) ;

C... (Jules), 24e territorial, etc., etc.

Le bridge de contention fixe sera indiqué dans les fractures simples et linéaires avec coaptation facile et ossification douteuse. (Fig. 12.)

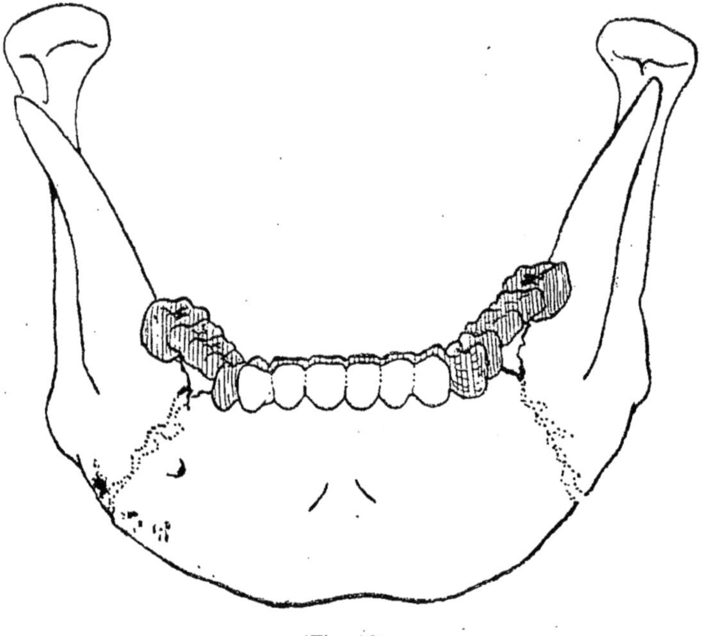

(Fig. 12)

Mais dans tous les cas de fractures avec bouche édentée et ossification aisée, le bridge amovible est la belle solution. (Fig. 13 et 14.)

La base scellée est d'une seule pièce.

On peut ainsi respecter beaucoup plus de dents qu'avec le bridge fixe et un accident dentaire ultérieur ne devient pas irréparable.

La consolidation, la synergie et la fonction physiologique de la mâchoire renaissent toutes seules, en évolution lente, dans un laps de temps plus ou moins long.

Mais dès cet instant, le blessé peut s'alimenter et est considéré comme guéri. Il l'est effectivement.

Il n'a plus de douleur, la fracture est immobile et il mange immédiatement. La force revient peu à peu.

En peu de temps nos blessés sont ainsi physiologiquement guéris, et et c'est le plus beau résultat que l'on puisse espérer.

L'idée du bridge de contention fut, à son origine, adoptée par M. le docteur Herpin, chef du Centre de Stomatologie de Bordeaux.

Il faut surtout que justice lui soit rendue, car c'est son initiative qui provoqua les innombrables et incontestables succès que nous avons désormais.

Depuis que cet ensemble de moyens de traitement est utilisé, nous avons observé une chose remarquable.

Le trismus n'existe plus.

Nous n'avons parmi nos blessés soignés ainsi depuis six mois *aucun cas de constriction ;* auparavant, la moyenne était de 50 °/₀.

Les fragments étant remis avant tout en bonne position, puis maintenus immobiles, les condyles restent normalement placés; il ne se produit plus alors de réaction musculaire précédant l'ankylose fonctionnelle, le malade n'ayant ni gêne à l'ouverture, ni tendance à rester la bouche close.

Le trismus est atteint dans sa cause.

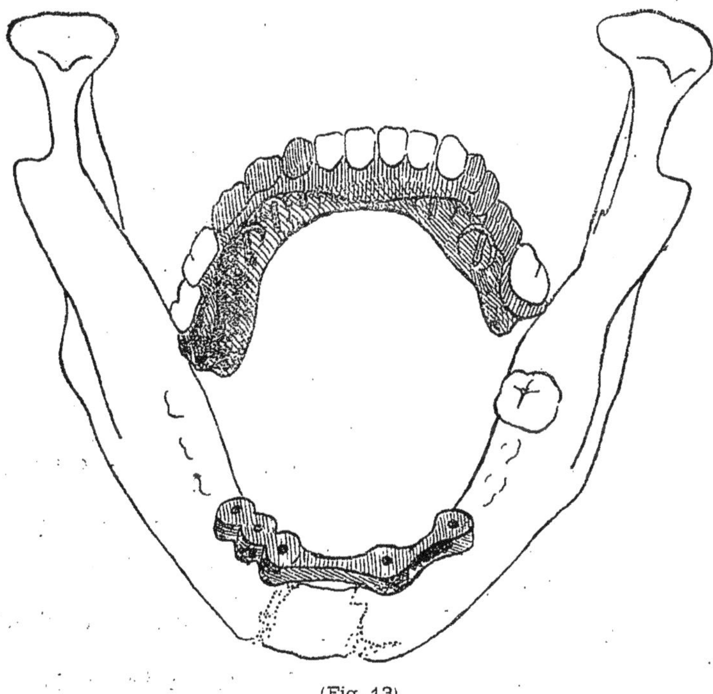

(Fig. 13)

III. — Fractures des branches montantes

Premier temps seul : Traitement par le ficelage

Lorsque la mâchoire inférieure est atteinte, la fracture peut être postérieure à toute dent; elle peut être à l'angle de la mandibule, sur la branche montante, au condyle ou à l'apophyse coronoïde.

D'une manière générale, pour toute fracture postérieure à la dernière dent de l'arc maxillaire, le traitement ne peut plus se faire avec l'aide des appareils de redressement de blocs, puisque nous ne pouvons plus prendre de point d'appui postérieur, et l'on emploie le ficelage bouche fermée, très particulier au Centre de Stomatologie de Bordeaux.

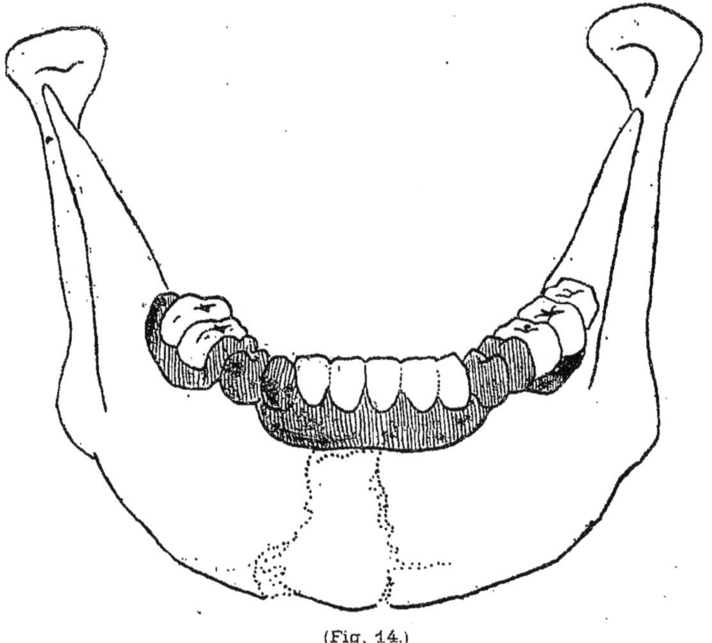

(Fig, 14.)

D'aucuns ont imaginé de fortes gouttières supérieure et inférieure soudées ensemble et scellées aux deux maxillaires.

D'autres ont pensé qu'en ficelant la bouche obliquement, avec une ouverture plus grande du côté sain que du côté lésé, on rattraperait le tronçon perpendiculaire de la mâchoire et qu'on en faciliterait la coaptation.

Ce sont des erreurs ou des imperfections que les résultats pratiques réprouvent.

Le premier temps du traitement des fractures sans perte de substance, des angles et des branches montantes maxillaires, est encore la coaptation des fragments, avec la seule remarque que ce temps est unique et qu'il suffit d'attendre la consolidation par ossification.

Au moyen d'arcs semblables aux arcs d'urgence décrits plus haut, on ficelle les deux mâchoires en occlusion normale, avec périodes de déficelage variant selon la difficulté du cas, la faiblesse générale du blessé, la tendance particulière au trismus et l'évolution de la consoli-

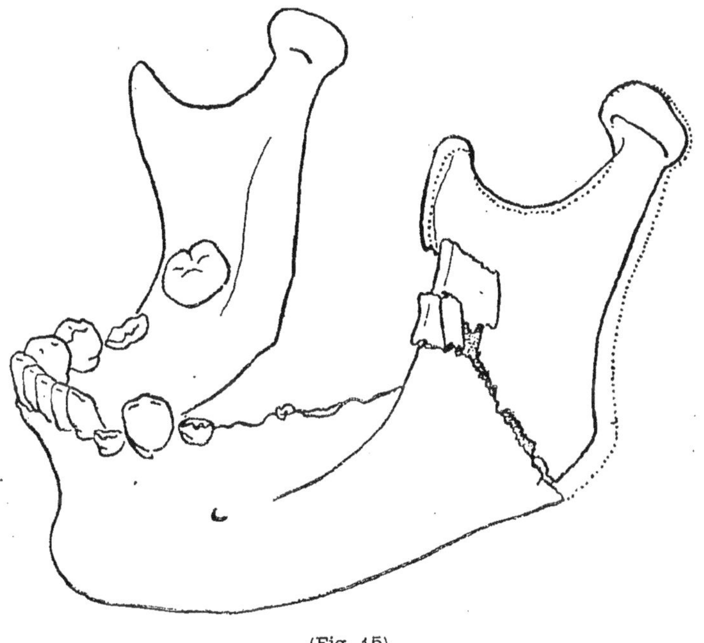

(Fig. 15)

dation. La période de repos est de un jour pour quatre à huit jours de ficelage. Aucun accident secondaire n'intervient si l'on a soin de subordonner la durée du ficelage bouche fermée aux conditions individuelles précitées.

Je nommerai parmi les blessés guéris après un traitement qui dura de deux à cinq mois au maximum, les cas représentés par les figures ci-jointes :

L... (Henri), 248e d'infanterie (fig. 15);

D... (Gustave), 239ᵉ d'infanterie;
C... (Charles), 245ᵉ d'infanterie (fig. 16);
H... (Joseph), 132ᵉ d'infanterie;
C.. (Léon), 217ᵉ d'infanterie, etc., etc.

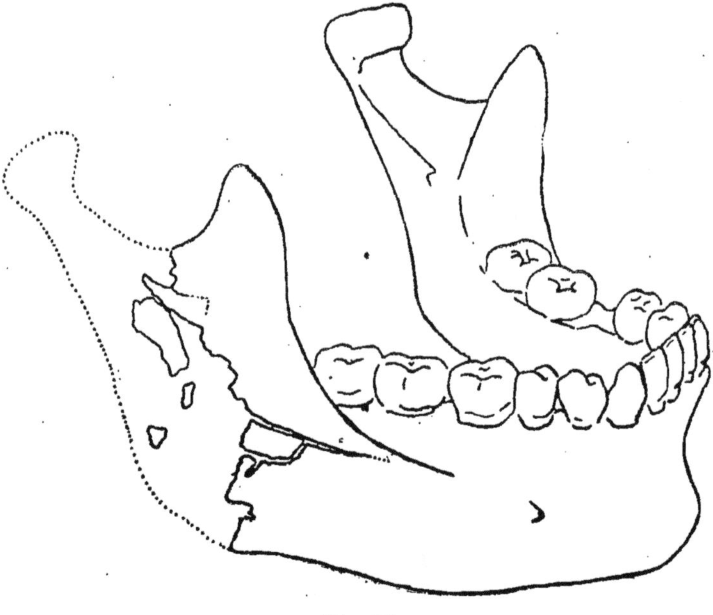

(Fig. 16)

Remarques. — 1° Ce même ficelage bouche fermée peut être employé pour les fractures doubles, avec affaissement du grand bloc antérieur, telles que celle donnée par le cas du soldat De G... (Henri), 41ᵉ d'infanterie (fig. 1). Guérison en trois à six mois.

2° Quand le tronçon de branche montante est en forte déviation, surtout en surélévation, on doit le fixer avant le ficelage au moyen d'un « volet » stabilisé à l'aide de la mâchoire supérieure.

IV. — Fractures avec grande perte de substance osseuse

Deuxième temps seul : Bridges de contention

Fréquemment les blessures de guerre détruisent l'os au point de créer par la suite une vaste perte de substance.

Et alors, en quelque endroit que cette solution de continuité soit faite, le cas est grave.

Je ne parlerai point des greffes de côtes, lamelles de tibia, de l'olistopexie, etc., qui sont des interventions chirurgicales encore peu au point en dépit de rares résultats.

Au lieu de chercher une coaptation et consolidation anormale qui réduira l'arc mandibulaire plus ou moins considérablement, ce qui serait une faute, nous avons recours immédiatement et sans attendre au bridge de contention définitif, en conservant sciemment eette solution de continuité.

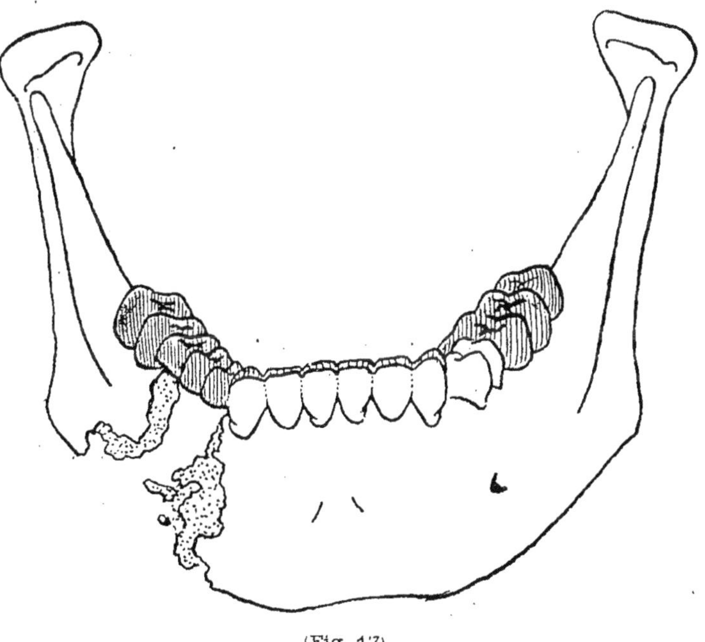

(Fig. 17)

Par exemple, dans les cas suivants, la guérison fonctionnelle s'obtint en huit à quinze jours :

J... (Alphonse) (fig. 17) ;

D... (René), 137e d'infanterie (fig. 18 et 19), et autres,

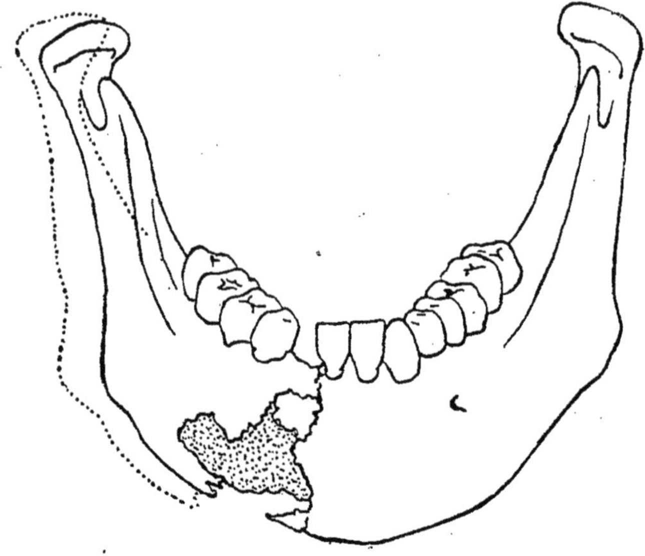

(Fig. 18)

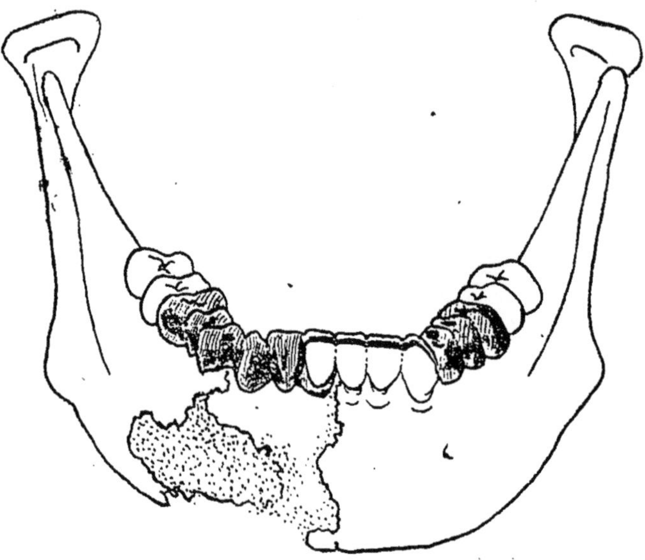

(Fig. 19)

car le traitement consista uniquement à préparer les dents pour l'apposition d'un bridge qui relia les deux fragments en position d'occlusion initiale et régulière.

La technique de ces bridges n'est pas différente de celle des bridges ordinaires, sauf qu'il est parfois indispensable de claveter certaines couronnes d'appui, et que les dents sont taillées d'autant plus en cônes que le bridge a plus de piliers.

La fonction masticatoire est d'emblée rétablie par la simple exécution du deuxième temps de la méthode.

Le blessé reprend petit à petit de la puissance mandibulaire, et si la consolidation osseuse ne se produit pas à force de temps, il se produira toujours une consolidation fibreuse qui assurera la solidité de l'ensemble.

Pour ce traitement rapide, il faut évidemment que les deux ou trois fragments possèdent des dents.

Les blessures les plus graves sont celles du genre de la fig. 20 (soldat L...). Aucun pilier sur un fragment extrême.

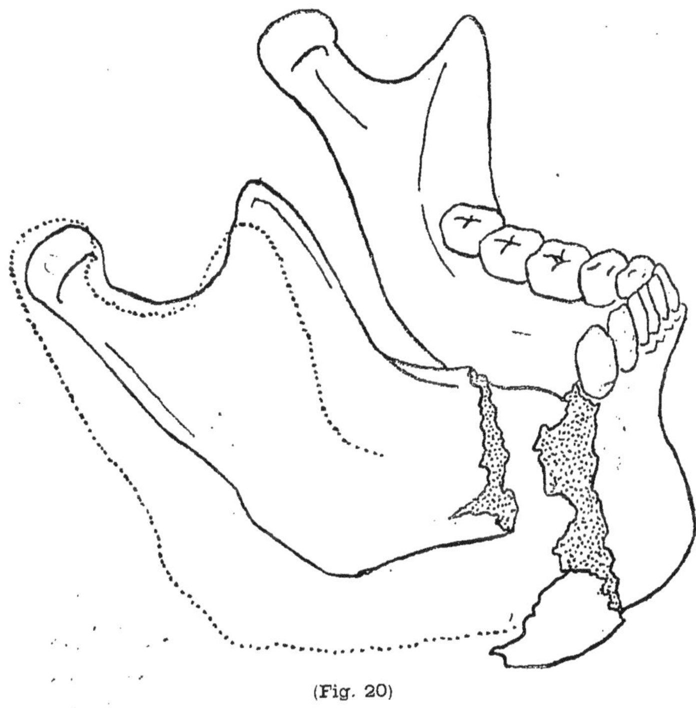

(Fig. 20)

Une greffe peut alors être tentée. Nous ne l'admettons guère au Centre de Bordeaux, car les résultats furent nuls ou contestables.

Les appareils à butoir ou à bielle, employés en Allemagne, ne servent qu'à masquer une infirmité et ne résolvent pas la question.

Le bridge (fixé ou amovible) *à volet* que nous avons imaginé est, lui, définitif.

Il est basé sur le même principe de réfection de l'arc mandibulaire — d'où rétablissement de l'occlusion normale — qui favorise la formation, à longue échéance, d'un cal fibreux.

En somme, la pseudarthrose n'existe pour ainsi dire plus, nous ne la traitons plus : elle nous aide.

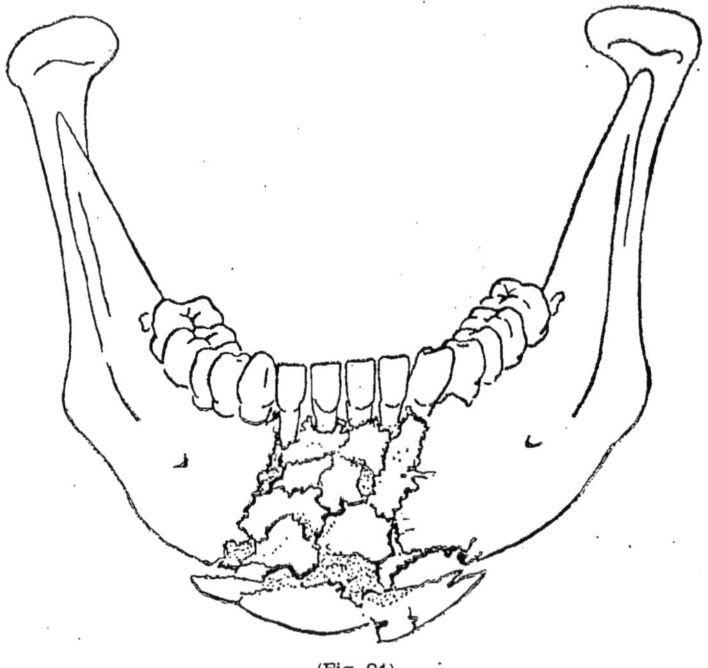

(Fig. 21)

Remarque.— Pour compléter cette étude, je note que dans les cas de fractures multifragmentées :

Soldat B... (Louis), 340e d'infanterie (fig. 21), un simple arc d'urgence, de préférence interne, assure la consolidation en bonne occlusion (guérison en deux à six mois).

CONCLUSION

Je n'ai pas voulu faire un travail analytique des fractures des maxillaires, puisque je n'en ai étudié que le traitement méthodique.

Mais j'ai tenu à signaler qu'il y a un moyen de faciliter la guérison des fracturés avec l'*arc d'urgence*.

J'ai exposé ma *méthode des deux temps* et décrit le principe de mes appareils de *redressement de blocs*, qui sont capables de réduire tous les cas de fractures des arcades dentaires.

J'ai montré que le traitement des fractures des branches montantes se ramène à un temps par le *ficelage* et celui des fractures avec grandes pertes osseuses à un temps par le *bridge de contention*.

Ce sont là les cas généraux que nous vîmes depuis la guerre, et que nous aurons encore à traiter.

J'ai pensé être utile aux blessés et aux praticiens en leur offrant les fruits de mes recherches et des expériences faites au Centre de Stomatologie de Bordeaux.

La statistique prouve que les Dentistes Militaires du Centre de Stomatologie de Bordeaux rendent désormais à l'armée une moyenne de 98 °/₀ des fracturés des mâchoires et que beaucoup d'entre eux retournent au combat (93 °/₀).

De plus, des faits particuliers sont très concluants.

Des mutilés nous vinrent d'autres Centres et furent, par nous, guéris (caporal M... (Hector), 35e d'infanterie).

Des fracturés jugés incurables en Allemagne, et qui furent rapatriés comme grands blessés, sont aujourd'hui restaurés (soldat B... (Laurent), 18e d'infanterie).

Voici un dernier exemple : parmi les nombreux réformés du début de la guerre pour blessures des maxillaires, l'un d'eux vint, quoique civil, réclamer quelque soulagement à son infirmité. Il est maintenant guéri complètement (soldat H... (Roger), 49e d'infanterie).

Ces résultats tangibles confirment notre thèse et l'affirment mieux encore que les discours de la théorie.

Septembre 1916.

BORDEAUX
IMPRIMERIE F. PECH & Cie
7, RUE DE LA MERCI

www.ingramcontent.com/pod-product-compliance
Ingram Content Group UK Ltd.
Pitfield, Milton Keynes, MK11 3LW, UK
UKHW012119240726
13965UKWH00005B/1841

9 782013 412070